Seniorenbeschäftigung Rätsel

Umschreibung
Küche

Wie heißt das gesuchte Wort?

Casilda Berlin

Weitere Bücher für Senioren von Casilda Berlin:

Umschreibung Tiere – Wie heißt das gesuchte Tier? Band 1
Seniorenbeschäftigung Rätsel
ISBN-13: 978-1978395756

Umschreibung Gegenstände – Wie heißt der gesuchte Gegenstand?
Seniorenbeschäftigung Rätsel
ISBN-13: 978-1978430990

Umschreibung Blumen und Garten – Wie heißt die Blume oder der Gegenstand?
Seniorenbeschäftigung Rätsel
ISBN-13: 978-1977997524

Umschreibung Alte Schätzchen – Wie heißt das gesuchte Wort?
Seniorenbeschäftigung Rätsel
ISBN-13: 978-1979365628

Umschreibung Essen und Trinken – Wie heißt die Speise oder das Getränk?
Seniorenbeschäftigung Rätsel
ISBN-13: 978-1984179555

Umschreibung Haushalt – Wie heißt das gesuchte Wort?
Seniorenbeschäftigung Rätsel
ISBN-13: 978-1985219472

Umschreibung Kleidung – Wie heißt das gesuchte Wort?
ISBN-13: 978-1986117074

Besuchen Sie die Autorin Casilda Berlin, und holen Sie sich
1 kostenloses ebook zum Ausmalen:

www.casilda-berlin.de

ISBN: 978-1722739584

Wie heißt das gesuchte Wort?

Viele Senioren lösen gerne Rätsel, auch dann, wenn die grauen Zellen etwas nachgelassen haben. In der Seniorenbeschäftigung gehören Rätsel inzwischen zu den Klassikern.

Dieses Rätselbuch eignet sich für Einzel- und Gruppenmaßnahmen und wird mit einem Begleiter durchgeführt. So kann es auch für einen unterhaltsamen Nachmittag unter Freunden oder in der Familie, wo es um Seniorenbeschäftigung geht, zum Einsatz kommen.

Alle zu erratenden Begriffe zum Thema Küche sind Senioren bekannt wie zum Beispiel Suppenkelle, Salatschüssel, Pfanne, Backblech, Eierbecher, Küchenrolle oder Dosenöffner.

Teilnehmer, die den gesuchten Begriff erraten, erleben freudige Erfolgserlebnisse. Diese können verstärkt werden, indem für jede richtige Lösung eine Kleinigkeit wie z. B. ein Schokoriegel oder ein Bonbon überreicht wird.

Das Buch wurde im Praxisalltag in der Seniorenbetreuung entwickelt, um die geistigen Fähigkeiten und die Kommunikation anzuregen. Die grauen Zellen werden dadurch spielerisch trainiert und auf Vordermann gebracht.

Die Rätsel-Anforderungen passen für die Pflegegrade 1 bis 3, in Einzelfällen auch für Pflegegrad 4.

So gelingt die Rätselrunde:

Alle Teilnehmer beteiligen sich daran, herauszufinden, welcher Begriff zum Thema Küche gemeint ist.

Eine Person (z. B. Familienangehöriger, Partner, Gruppenleiter oder Begleiter) erklärt die Vorgehensweise:

Mehrere kurze Sätze geben Hinweise auf das gesuchte Wort.

Jeder Satz wird langsam und für alle Teilnehmer gut verständlich vorgelesen. Nach jedem Satz wird eine kleine Pause eingelegt und gefragt, ob es Vorschläge zu dem gesuchten Begriff gibt.

Der erste Satz wird dann wiederholt, anschließend der zweite ergänzt.

Dann werden beide Sätze wiederholt und der dritte Satz ergänzt. Der Begleiter fragt erneut nach Ideen.

Nach und nach wird Satz für Satz vorgelesen, bis der gesuchte Begriff gefunden ist.

Wenn die Teilnehmer keine Lösung finden, nennt der Begleiter am Ende die Lösung.

Wird das Wort vorzeitig erraten, werden die noch übrigen Sätze vorgelesen.

Anschließend geht es weiter mit der nächsten Seite.

1. Gesucht wird ein hauchdünner Gegenstand.

2. Kaum eine Hausfrau kommt ohne ihn aus.

3. Elstern lieben diesen Gegenstand, weil er so schön glitzert.

4. Er verfügt nicht nur über eine glänzende, sondern auch eine matte Seite.

5. Man kann ihn zur Isolierung in Autos, Häusern und von Kabeln einsetzen.

6. Typischerweise befindet sich der Gegenstand auf einer Rolle.

7. Hauptsächlich verwendet man ihn zur Verpackung von Lebensmitteln, häufig auch als Alternative zur Frischhaltefolie.

Antwort: Alufolie

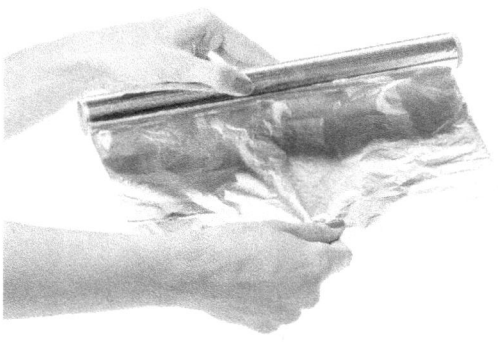

1. Diesen gesuchten Gegenstand gibt es seit 100 Jahren.

2. Ohne Strom kann man ihn nicht verwenden.

3. Beim Kuchenbacken ist er unverzichtbar.

4. Er wird zum Zerkleinern und Mischen verwendet.

5. Mit einer Auswurftaste befreit man die Rührwerkzeuge.

6. Das Aufschlagen von Sahne ist ohne ihn kaum möglich.

7. Er wird auch als Handrührgerät bezeichnet.

Antwort: Handmixer

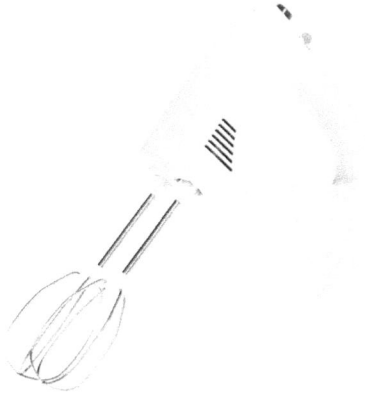

1. Dieser gesuchte Gegenstand hat einen runden oder ovalen Kopf.

2. Insbesondere Gläser, Töpfe oder Tassen profitieren von ihm.

3. Er wird immer in Verbindung mit Wasser verwendet.

4. Trotz der Erfindung der Spülmaschine kommt er noch immer häufig zum Einsatz.

5. Man benutzt ihn in erster Linie zur Säuberung von sensiblen Geschirrteilen.

6. Obwohl es sich bei diesem Gegenstand um eine Bürste handelt, kann man sich damit nicht die Haare frisieren.

7. Er kann auch als Geschirr- oder Schrubb-Bürste bezeichnet werden.

Antwort: Spülbürste

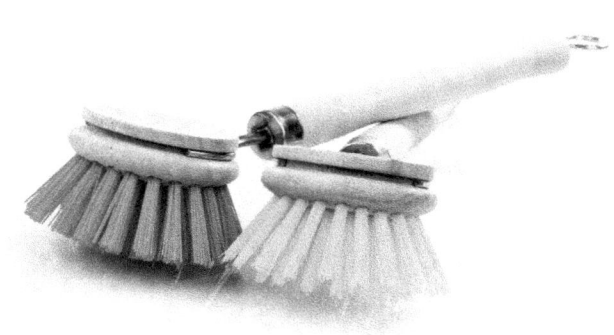

1. Gesucht wird ein Gegenstand, der ein Mahlwerk enthält.

2. Um ihn zu bedienen, braucht man beide Hände.

3. Der Inhalt muss regelmäßig nachgefüllt werden.

4. Der untere Teil wird festgehalten, während der obere Teil mehrmals nach rechts gedreht wird.

5. Mit ihm kann man fast jedes Essen würzen.

6. Er tritt häufig zusammen mit einem Salzstreuer in Erscheinung.

7. Mit diesem Gegenstand werden Pfefferkörner klein gemahlen.

Antwort: Pfeffermühle

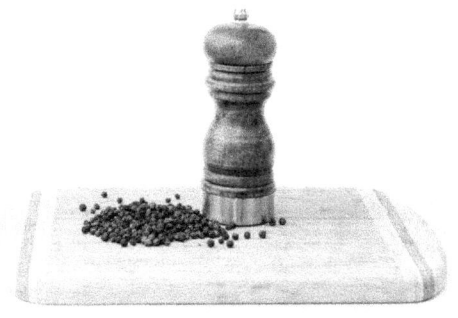

1. Gesucht wird ein Gegenstand, ohne den eine Küche ins Chaos stürzen würde.

2. Er besteht meistens aus Kunststoff oder Edelstahl.

3. Man findet ihn häufig in einem Einbauschrank.

4. Er sorgt für Sauberkeit und Hygiene.

5. Es gibt ihn mit Klappdeckel oder Federdeckel.

6. Wichtig ist, dass man ihn regelmäßig entleert.

7. Es handelt sich bei diesem Gegenstand um einen Behälter, in dem man Küchenabfälle entsorgt.

Antwort: Mülleimer

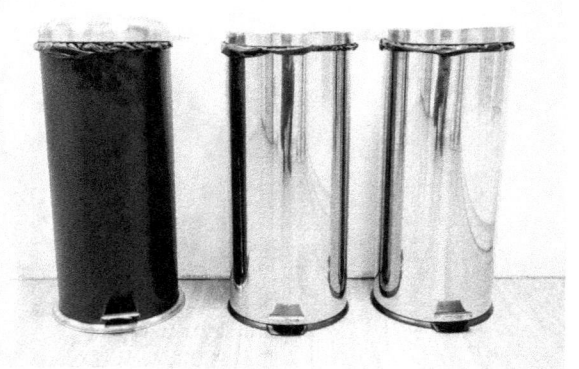

1. Der gesuchte Gegenstand ist tief und rundbauchig.

2. Einige Modelle können mit einem passenden Deckel verschlossen werden.

3. Er wird meistes in Verbindung mit einem bestimmten Besteck verwendet.

4. In diesen Gegenstand werden Zutaten hineingegeben und miteinander vermengt.

5. Samt Inhalt kann er auch auf den Esstisch gestellt werden.

6. Der Inhalt besteht meistens aus frischem Grünzeug.

Antwort: Salatschüssel

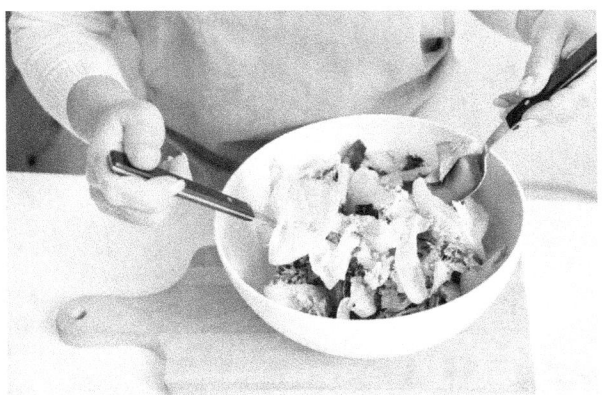

1. Die ersten Exemplare dieses Gegenstandes lassen sich bis auf die Antike zurückdatieren.

2. Man sollte ihn nicht mit fettigen Händen anfassen.

3. Es gibt unterschiedliche Ausführungen für Berufsköche, Hobbyköche und Anfänger.

4. Er ist in jedem Küchenregal zu finden.

5. Er enthält den genauen Ablauf für die Zubereitung von Speisen.

6. Für viele Köche ist er eine unverzichtbare Küchenlektüre und enthält Texte und Bilder.

7. Immer wenn man ein Rezept sucht, greift man zu diesem Gegenstand.

Antwort: Kochbuch

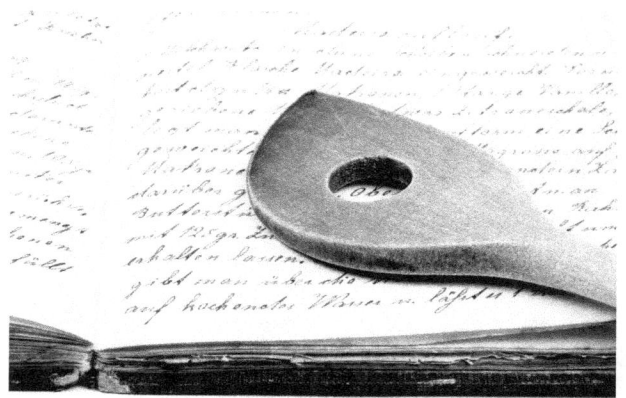

1. Die Farbe dieses Gegenstandes ist meistens schwarz oder silber.

2. Ursprünglich bestand er aus Stahl, heute besteht er häufig aus Aluminium.

3. Er gehört zur Grundausstattung einer guten Küche.

4. Typischerweise ist seine Form rechteckig.

5. Wer hiervon angebrannte Speisereste entfernen muss, ist nicht zu beneiden.

6. Vor der Verwendung wird er mit Butter bestrichen oder mit speziellem Papier ausgelegt.

7. Man benutzt ihn zur Zubereitung von Speisen wie Kuchen, Gebäck, Brötchen, Braten oder Pizza.

8. Man findet ihn in jedem Backofen.

Antwort: Backblech

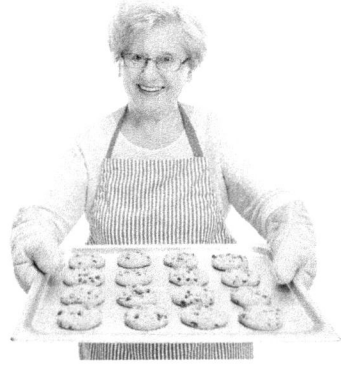

1. Gesucht wird ein Gegenstand, der schon im Römischen Reich verwendet wurde.

2. Während die ersten Exemplare dieses Gegenstandes aus Holz, Stein oder Metall gefertigt wurden, besteht er heutzutage aus Porzellan, Kunststoff oder Edelstahl.

3. Man kann den Gegenstand einzeln oder im Set kaufen.

4. Er ist hauptsächlich auf dem Frühstückstisch zu finden.

5. Obwohl es sich um einen Becher handelt, ist er nicht zum Trinken gedacht.

6. Er ermöglicht den einfachen Verzehr von gekochten Eiern.

Antwort: Eierbecher

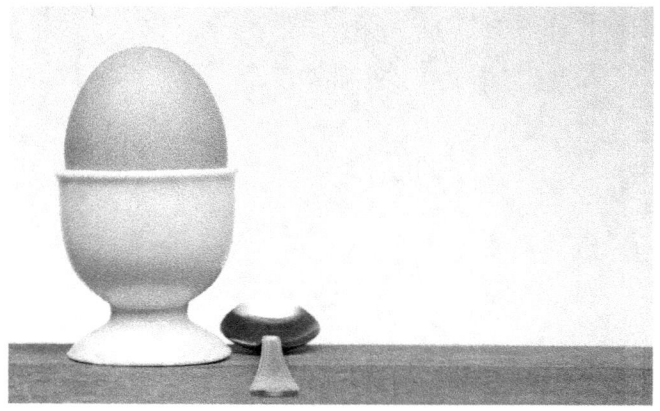

1. Dieser gesuchte Gegenstand ist einer der größten Stromverbraucher im Haushalt.

2. Man sollte ihn möglichst selten öffnen.

3. Ein Stromausfall bedeutet für den Inhalt dieses Gegenstandes eine Katastrophe.

4. Im Inneren dieses Gegenstandes herrschen minus 18 Grad.

5. In regelmäßigen Abständen muss er abgetaut werden.

6. Wenn jemand keinen Platz für eine Tiefkühltruhe hat, dann hat er alternativ diesen Gegenstand.

Antwort: Gefrierschrank

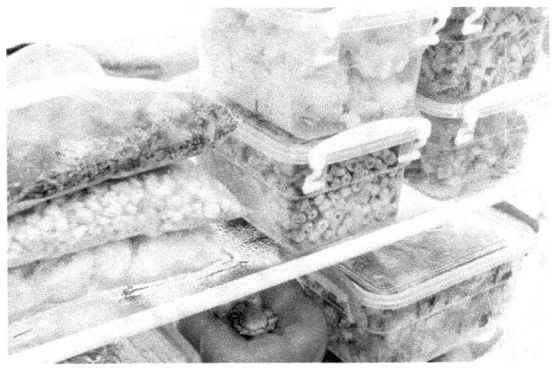

1. Diesen Gegenstand gibt es aus durchsichtigem und nicht durchsichtigem Material.

2. Zum Kochen und Backen ist er in der Küche unverzichtbar.

3. Er kann häufig eine Küchenwaage ersetzen.

4. Typischerweise ist er zylinder-oder kegelförmig.

5. Obwohl es sich um einen Becher handelt, eignet er sich nicht zum Trinken.

6. Bei ihm kommt es auf die genaue Abmessung an.

7. Er wird besonders zum Abmessen von Backzutaten genutzt.

Antwort: Messbecher

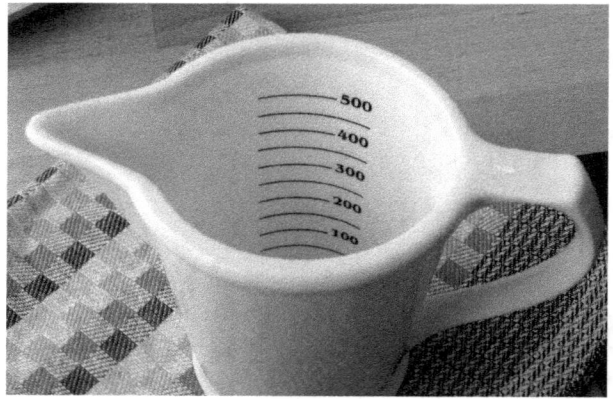

1. Gesucht wird ein Gegenstand, den man regelmäßig nachkaufen muss.

2. Er ist sehr bequem in der Anwendung und erleichtert den Alltag der Hausfrau sehr.

3. Man verwendet ihn stückchenweise.

4. Gute Qualität zeigt sich durch optimale Saugfähigkeit und Reißfestigkeit.

5. Meistens ist er unifarben weiß oder mit einem Muster bedruckt.

6. Ähnlich wie eine Toilettenrolle befindet er sich auf einer Rolle.

7. Alternativ wird er auch als Küchenkrepp bezeichnet.

Antwort: Küchenrolle

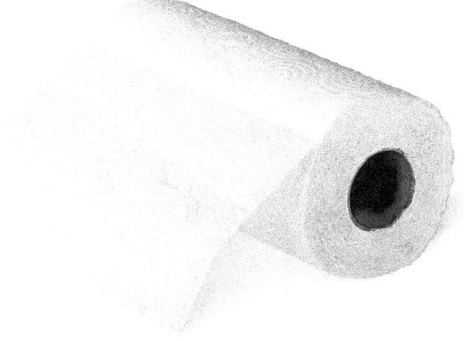

1. Gesucht wird ein Gegenstand, den es schon im Mittelalter gab.

2. Früher wurde er auch als „Schüttstein" bezeichnet.

3. Er ist ein wichtiger Bestandteil einer Küchenzeile.

4. Er besteht aus Keramik oder Edelstahl.

5. Häufig ist er in einer Arbeitsplatte eingelassen.

6. Wasser spielt bei diesem Gegenstand eine wichtige Rolle.

7. Hiermit lässt sich Geschirr einfach und bequem abwaschen.

8. Er umfasst ein Becken und eine Abtropffläche.

Antwort: Spüle

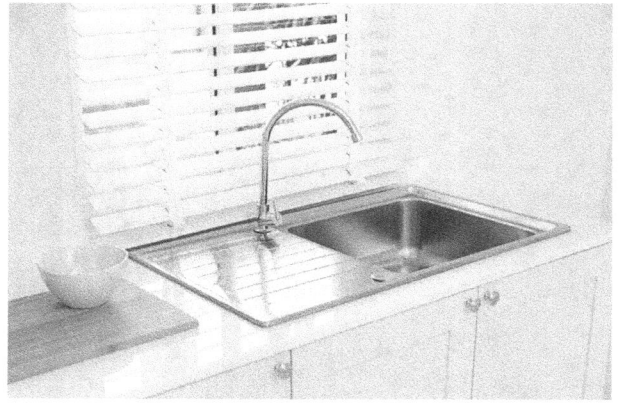

1. Dieser gesuchte Gegenstand wurde 1893 von einem Engländer erfunden.

2. Er kann aus Glas, Keramik, Holz oder Metall gefertigt sein.

3. Wenn der Deckel dieses Gegenstandes abfällt, kann das eine ganze Speise ruinieren.

4. Gelegentlich wird er mit etwas Reis aufgefüllt.

5. Er sollte auf keinem gedeckten Tisch fehlen.

6. Im Regelfall wird er zum „Nachwürzen" von Speisen verwendet.

7. Hauptsächlich dient er zur Aufbewahrung und Portionierung von Salz.

Antwort: Salzstreuer

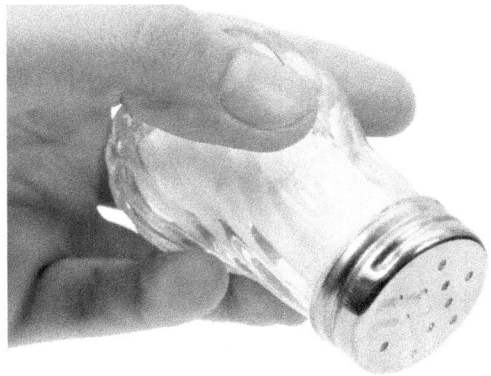

1. Dieser kleine Gegenstand darf in keiner Küche fehlen.

2. Er ist platzsparend, praktisch und erschwinglich in der Anschaffung.

3. Aufgrund der scharfen Kanten sollte er nicht in Kinderhände geraten.

4. Er kann alternativ auch für Gurken oder Äpfel verwendet werden.

5. Man findet ihn in der Regel in der Besteckschublade.

6. Er hat das sogenannte „Pittermesser" abgelöst.

7. Diese spezielle Messerart wird primär zum Schälen von Kartoffeln verwendet.

Antwort: Kartoffelschälmesser

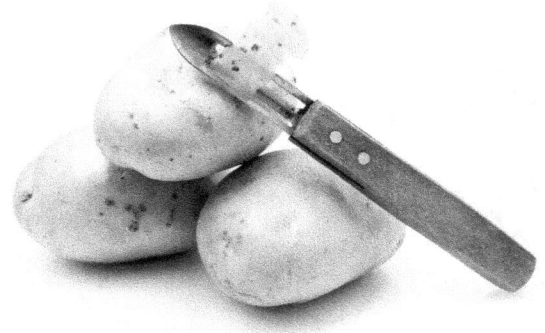

1. Für viele Hausfrauen ist eine Küche unvollständig, wenn dieser Gegenstand nicht vorhanden ist.

2. Wenn er seinen Dienst versagt, merkt man besonders, was man an ihm hat.

3. Manchmal wird die Freude durch einen Schleier auf Gläsern getrübt.

4. Plastikgegenstände können durch zu große Hitze verformen.

5. Goldrand an Porzellan löst sich hier im Laufe der Zeit ab.

6. Besteck wird in einem dafür vorgesehenen Kasten aufrecht positioniert.

7. Der gesuchte Gegenstand ermöglicht eine schnelle und mühelose Reinigung von verschmutztem Geschirr.

8. Den Abwasch von Hand kann man sich hiermit sparen.

Antwort: Spülmaschine

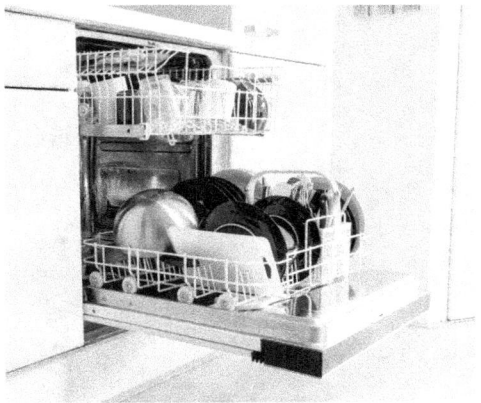

1. Gesucht wird ein beliebtes Lebensmittel, das zur Grundausstattung in einer Küche gehört.

2. Schon vor über 4.000 Jahren wurde es verwendet.

3. Es kann auch für gesundheitliche Zwecke genutzt werden.

4. Der Geschmack ist mild, sodass es bei der Zubereitung von Speisen vielfältig zum Einsatz kommt.

5. Es leistet beim Kochen und Braten gute Dienste.

6. Typischerweise verfügt es über eine hellgelbe Färbung

7. Neben Raps- und Olivenöl zählt es zu den beliebtesten pflanzlichen Speiseölen.

8. Es wird aus Sonnenblumenkernen gewonnen.

Antwort: Sonnenblumenöl

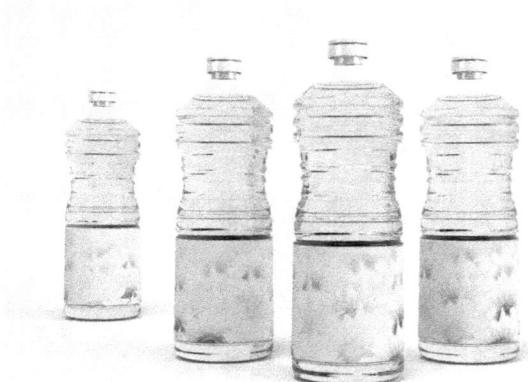

1. Diesen gesuchten Gegenstand gibt es aus Holz, Metall oder Kunststoff.

2. Obwohl er vom Namen her in einer Werkzeugkiste zu finden sein könnte, wird er ausschließlich in der Küche eingesetzt.

3. Man benutzt ihn hauptsächlich zur Bearbeitung von Fleischstücken.

4. Er lockert das Bindegewebe und die Muskelfasern des Fleischstückes.

5. Er hat einen markanten Kopf mit zackigen Enden.

6. Andere Bezeichnungen sind auch Fleischklopfer, Fleischplattierer, Schnitzelklopfer oder Plattiereisen.

Antwort: Fleischhammer

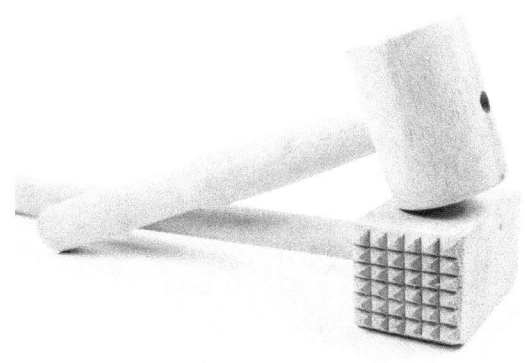

1. Dieser Gegenstand befindet sich in nahezu jedem Küchenschrank.

2. Je nach Modell hat er eine runde, rechteckige oder quadratische Form.

3. Nicht immer ist er spülmaschinenfest oder für ein Gefrierfach geeignet.

4. Bei sachgerechtem Umgang hat er eine sehr lange Lebensdauer.

5. Er ist ein idealer Begleiter für Schule, Kindergarten, Büro oder Freizeitbeschäftigungen.

6. In der Regel besteht er aus Kunststoff.

7. Mit einem Deckel kann er luftdicht verschlossen werden, sodass Lebensmittel länger als normalerweise aufbewahrt werden können.

Antwort: Frischhaltedose

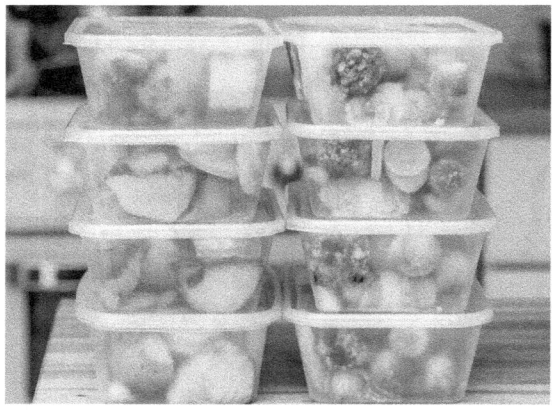

1. Die ersten Exemplare dieses Gegenstandes gab es schon vor mehr als 5.000 Jahren im alten Ägypten.

2. Auch heute noch ist er in einer Küche unverzichtbar.

3. Er existiert in verschiedenen Arten, Typen und Varianten.

4. Er kommt sowohl in privaten Haushalten als auch in Gastronomiebetrieben zum Einsatz.

5. Je nach Modell enthält er eine Zeitschaltuhr, Kindersicherung, Selbstreinigung und ein Thermometer.

6. Man verwendet ihn zum Grillen, Braten, Backen oder zur Erwärmung von Speisen.

7. Er befindet sich meistens direkt unterhalb der Herdplatten.

Antwort: Backofen

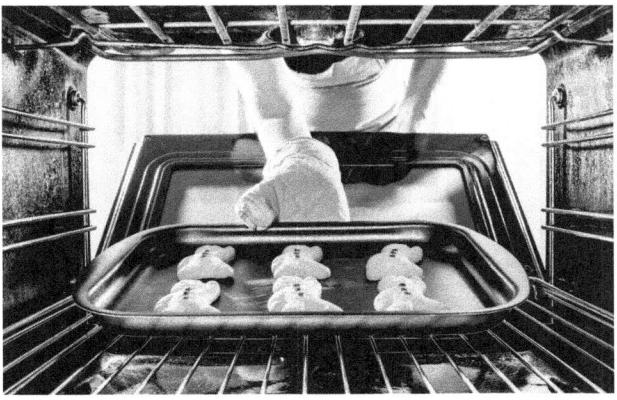

1. Dieser Gegenstand ist sehr flach und benötigt deswegen nur wenig Stauraum.

2. Er kann aus Holz, Glas oder Kunststoff beschaffen sein.

3. Er verhindert, dass ein Tisch beschädigt wird.

4. Hauptsächlich dient er als Unterlage.

5. Man benutzt ihn zum Schneiden und Zubereiten von Zutaten.

6. Zum Frühstück wird er auch gerne anstelle eines Tellers verwendet.

7. Das gesuchte Wort reimt sich auf „Frettchen".

Antwort: Brettchen

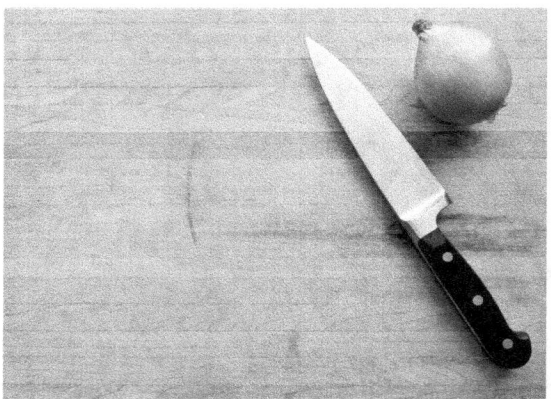

1. Bei dem Gegenstand handelt es sich um ein kleines befülltes Säckchen aus Papier oder Stoff.

2. Typischerweise ist er mit einem dünnen Faden ausgestattet.

3. In der Küche gehört er zur Grundausstattung im Vorratsschrank.

4. Bei der Anwendung wird er mit kochendem Wasser übergossen.

5. Man lässt ihn einige Minuten ziehen, bevor man ihn wieder entnimmt.

6. Viele Menschen verwenden ihn täglich zur Zubereitung eines beliebten Heißgetränks.

Antwort: Teebeutel

1. Ursprünglich wurde dieser Gegenstand als Teleskop verwendet.

2. Er besteht aus einer beweglichen Walze.

3. Um ihn zu benutzen, müssen beide Hände gleichzeitig eingesetzt werden.

4. Die Finger sollten nicht unter den Gegenstand geraten, da ansonsten Quetschungen drohen.

5. Als Ersatz kann eine Flasche genutzt werden.

6. Er hat an beiden Enden einen Griff.

7. Nach der Benutzung werden eventuelle Teig- und Mehlrückstände beseitigt.

8. Hauptsächlich wird er zum Ausrollen von Teig verwendet.

Antwort: Nudelholz

1. Gesucht wird ein Gegenstand, den es mit verschiedenen Beschichtungen gibt.

2. In welcher Größe er zum Einsatz kommt, hängt von der Menge und Art des Gerichtes ab.

3. Er kann beim Backen und Braten verwendet werden.

4. Typischerweise hat er immer einen langen Stiel.

5. Das Saubermachen dieses Gegenstandes gehört nicht zu den Lieblingsaufgaben einer Hausfrau.

6. Die Gerichte, die hiermit zubereitet werden, sind meistens sehr fettreich.

7. Bratkartoffeln und Spiegeleier sind ohne diesen Gegenstand nicht möglich.

8. Wenn man das „F" in diesem Wort weglässt, hat man eine Panne.

Antwort: Pfanne

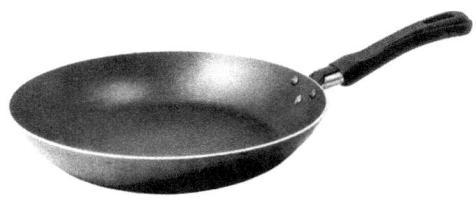

1. Manch einer kann sich ein Leben ohne diesen Gegenstand nicht vorstellen.

2. Früher wurde er mit Spiritus betrieben.

3. Er ist nicht nur in der eigenen Küche, sondern auch im Büro ein täglicher Begleiter.

4. Ist er mal defekt, wird manch einer ziemlich nervös.

5. Besonders morgens ist er im Dauereinsatz.

6. Der für dieses Gerät benötigte Papierfilter wurde 1908 von der Dresdner Hausfrau Melitta erfunden.

7. Man benutzt diesen Gegenstand, um unter Beihilfe von Wasser ein beliebtes heißes Getränk zuzubereiten.

Antwort: Kaffeemaschine

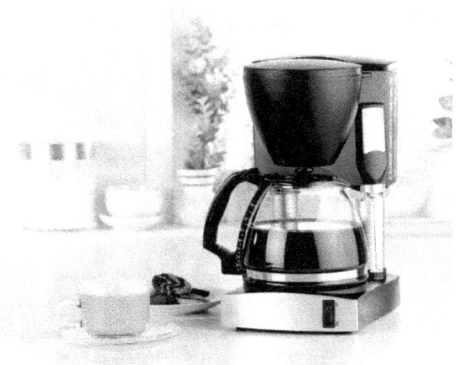

1. Der Gegenstand besteht aus Edelstahl oder Kunststoff.

2. Er ist auf keine Stromversorgung angewiesen, benötigt aber körperlichen Einsatz.

3. Man verwendet ihn zur Herstellung von Dips, Babynahrung und Marmeladen.

4. Alternativ kann eine „Flotte Lotte" genutzt werden.

5. Typisch ist eine waagerechte Platte mit gelochtem Blech.

6. Hauptsächlich wird er bei der Verarbeitung von gekochten Kartoffeln zu Brei eingesetzt.

Antwort: Kartoffelstampfer

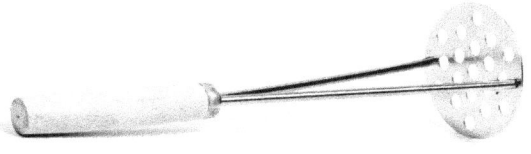

1. Gesucht wird ein Gegenstand, der kräftig unter Strom steht.

2. In der Küche nimmt er sehr viel Platz ein.

3. Stromausfall führt bei diesem Gegenstand besonders im Sommer zu einer mittleren Katastrophe.

4. Sein Innenleben besteht aus Drahtregalen und Schubladen.

5. Obwohl es sich um einen Schrank handelt, eignet er sich nicht zur Aufbewahrung von Kleidung.

6. In seinem Inneren herrscht eine Temperatur von unter 10 °C.

7. Wenn der Strom längere Zeit ausfällt, muss man anschließend viele Lebensmittel entsorgen.

8. Er dient in erster Linie zur Kühlung und Aufbewahrung von Lebensmitteln.

Antwort: Kühlschrank

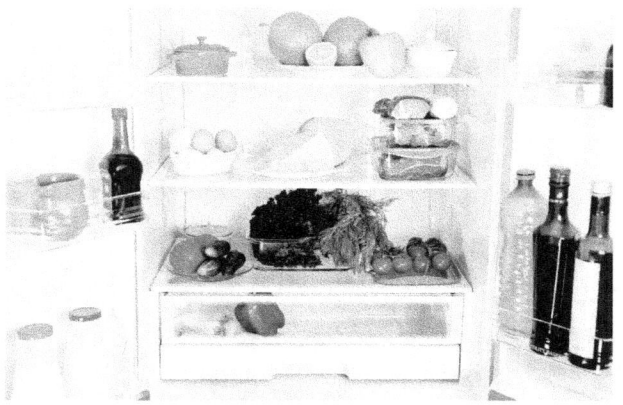

1. Gesucht wird ein Gegenstand, der aus Kunststoff oder Edelstahl besteht.

2. Die einfachste Variante ist so flach, dass sie in jede Küchenschublade passt.

3. Aufgrund einiger scharfer Kanten gehört der Gegenstand nicht in Kinderhände.

4. Er bietet unterschiedliche Schnittflächen.

5. Er wird zum Zerkleinern von Lebensmitteln genutzt.

6. Man verwendet ihn zur Zubereitung von Möhrensalat und Kartoffelpuffern.

7. Mit ihm werden Obst und Gemüse gerieben.

8. Er kann auch als „Hobel" bezeichnet werden.

Antwort: Reibe

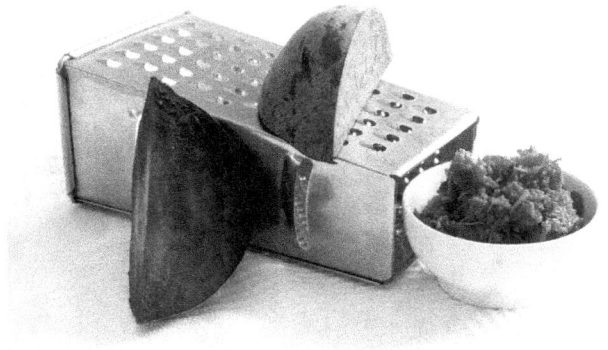

1. Dieser gesuchte Gegenstand ist immer flach.

2. Aufgrund seiner Größe kann er nicht in Schubladen oder kleineren Küchenschränken verstaut werden.

3. Je nach Modell ist eine rutschfeste Oberfläche aus Gummi vorhanden.

4. Meistens hat er eine rechteckige Form, in der Gastronomie verwendet man häufig runde Exemplare.

5. Typischerweise verfügt er über einen erhöhten Rand.

6. Wenn er auf den Boden fällt, gibt es meistens Scherben.

7. Man verwendet ihn zum Servieren und Transportieren von Geschirr oder Mahlzeiten.

Antwort: Tablett

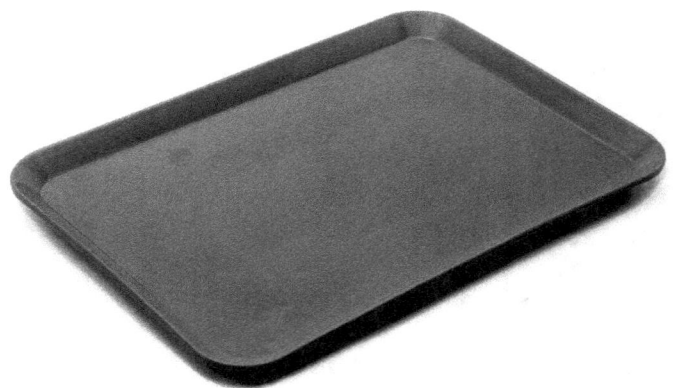

1. Diesen Gegenstand gibt es in jeder Küche in mehrfacher Ausführung.

2. An der Vorderseite befindet sich immer ein Griff.

3. Er sorgt für Ordnung in der Küche.

4. Da hier alles seinen festen Platz hat, wird die Küchenarbeit erleichtert.

5. Er ist fester Bestandteil eines Küchenschrankes.

6. Dank seitlicher Schienenführungen kann er bequem aus einem Schrank herausgezogen werden.

7. Gegenstände wie Besteck und Brettchen werden hier aufbewahrt.

Antwort: Schublade

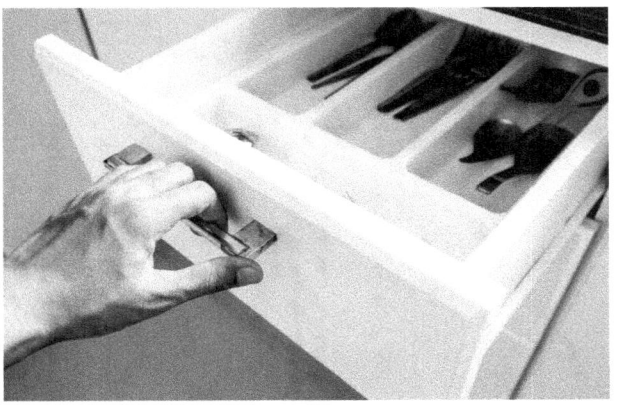

1. Vor der Erfindung dieses Gegenstandes waren die Finger der häufigste Ersatz.

2. Im Mittelalter war er verpönt und galt als Teufels- und Hexenwerkzeug.

3. Ursprünglich war er nur in vornehmen Kreisen anzutreffen.

4. In größerer Ausführung findet man ihn auch in der Landwirtschaft.

5. Er wird zur Zubereitung von Speisen und zur Nahrungsaufnahme verwendet.

6. In asiatischen Ländern wird dieser Gegenstand durch Stäbchen ersetzt.

7. Er bildet zusammen mit Messer und Löffel eine Einheit.

8. Menschen, die nicht mit Messer und … essen, gelten als nicht kultiviert.

Antwort: Gabel

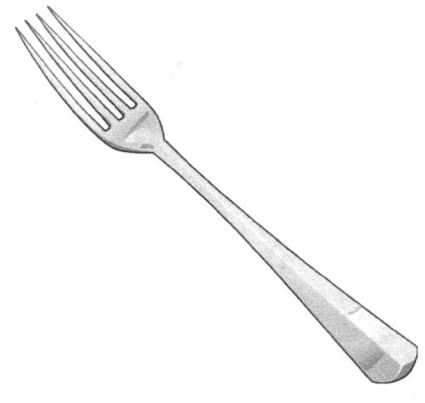

1. Dieser Gegenstand kommt im Haushalt täglich zum Einsatz.

2. Wenn man ihn ungeschickt anwendet, verheddert er sich und wird unbrauchbar.

3. Er ist sehr dünn und leicht dehnbar.

4. Man bewahrt ihn oft zusammen mit Gefrierbeuteln, Backpapier und Bratschläuchen auf.

5. Er klebt auf trockenem und glattem Untergrund.

6. Man benutzt ihn, um Lebensmittel luftdicht abzudecken und dadurch frisch zu halten.

7. Manchmal bekommt man ihn schlecht von der Rolle.

Antwort: Frischhaltefolie

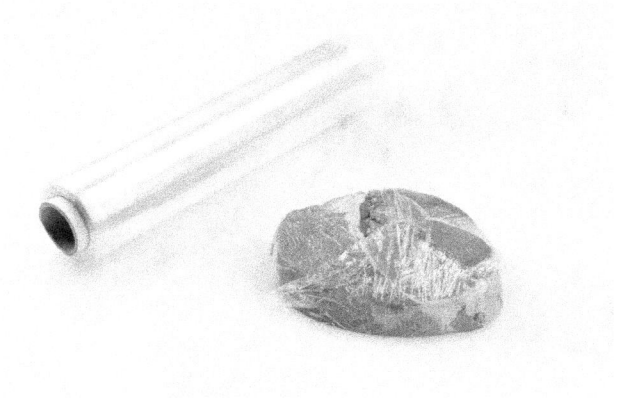

1. Vor der Erfindung dieses Gegenstandes nutzte man Hammer und Meißel.

2. Das erste Patent auf diesen Gegenstand wurde 1870 angemeldet.

3. Heutzutage ist er in jedem Küchenschrank zu finden.

4. Es gibt ihn in elektrischen und mechanischen Varianten.

5. Die heutigen Modelle verfügen über verschiedene Schneideoptionen.

6. Aufgrund der scharfen Kanten sollte er kindersicher aufbewahrt werden.

7. Er erlaubt ein reibungsloses und schnelles Öffnen von Konserven.

Antwort: Dosenöffner

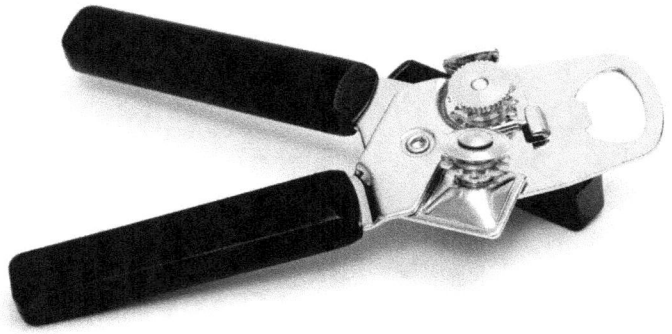

1. Vor Gebrauch muss man den Gegenstand einfetten.

2. Je nach Modell unterscheidet man zwischen rechteckig, kastenförmig, kranzförmig oder napfförmig.

3. Bestimmte Modelle bestehen aus einem Boden und einem verstellbaren Außenrand.

4. Ein Alptraum jeder Hausfrau ist es, wenn sich der Inhalt nach der Fertigstellung nicht herauslösen lässt.

5. Der Gegenstand verhindert, dass der Inhalt zerfließt.

6. Ohne diesen Gegenstand gäbe es viele Gebäcksorten nicht.

7. Er wird zum Backen von Kuchen oder Torten verwendet.

Antwort: Kuchenform

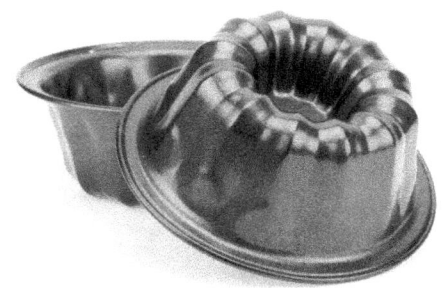

1. Dieser Gegenstand ist eine Art Drahtgestell.

2. Er besteht aus bis zu 12 elastischen Drahtschlaufen.

3. Für das Handgelenk kann die Verwendung anstrengend sein.

4. Der Einsatz erfolgt mit kreisenden Bewegungen.

5. Vom Namen her könnte man meinen, dass man mit ihm im Winter die Straße fegt.

6. In manchen Regionen wird er als Schaumschläger bezeichnet.

7. Er wird besonders zum Rühren von Soßen und Puddings verwendet.

8. Als praktischer Ersatz dient heute häufig ein Handmixer.

Antwort: Schneebesen

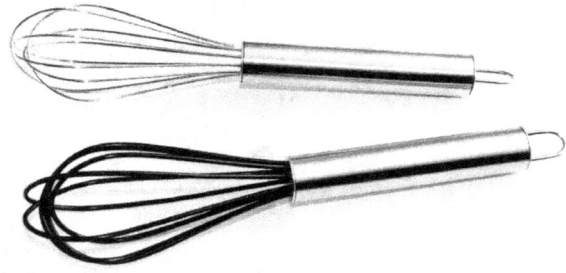

1. Gesucht wird ein Gerät, das aus heutigen Haushalten nicht mehr wegzudenken ist.

2. Das erste Gerät dieser Art war 1,80 Meter hoch und 340 Kilogramm schwer.

3. Die Bedienung ist kinderleicht und schnell.

4. Speisen oder Getränke drehen sich hier im Kreis.

5. Vom Namen her könnte man meinen, es hätte etwas mit Wasser zu tun.

6. Es kann einen Herd und einen Backofen ersetzen.

7. Es dient dem einfachen und schnellen Erhitzen von Speisen.

Antwort: Mikrowelle

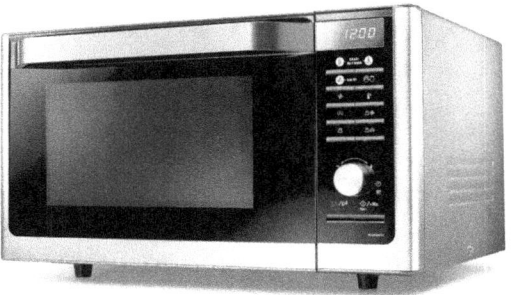

1. Dieser gesuchte Gegenstand besteht aus Kunststoff, Metall oder Edelstahl.

2. Typisch ist sein besonders langer Griff.

3. Am Ende befindet sich ein halbrunder Schöpfteil.

4. Er ist in jeder gut ausgestatteten Besteckschublade zu finden.

5. Zweckentfremdet kann er auch mal einen Hammer ersetzen.

6. Wenn man ihn sieht, denkt man sogleich an einen leckeren Eintopf.

7. Man verwendet ihn zur Ein- und Umfüllung von Suppen.

8. Alternativ wird er auch als Schöpflöffel oder Schöpfkelle bezeichnet.

Antwort: Suppenkelle

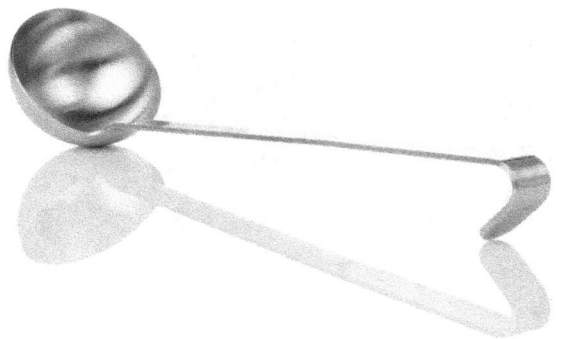

1. Gesucht wird ein Gegenstand, der dabei hilft, bestimmte Gefahren in der Küche zu reduzieren.

2. Schon seit Oma`s Zeiten gibt es ihn in runder und eckiger Form

3. In der Regel gibt es ihn nur im Doppelpack.

4. Um schnell griffbereit zu sein, wird er an einem praktischen Haken aufbewahrt.

5. Er ist eine bestimmte Art von Greifhilfe.

6. Obwohl es sich um einen Lappen handelt, sollte man damit nicht putzen.

7. Im Handarbeitsunterricht gehört er zu den ersten Werken, die man beim Stricken oder Häkeln erstellt.

Antwort: Topflappen

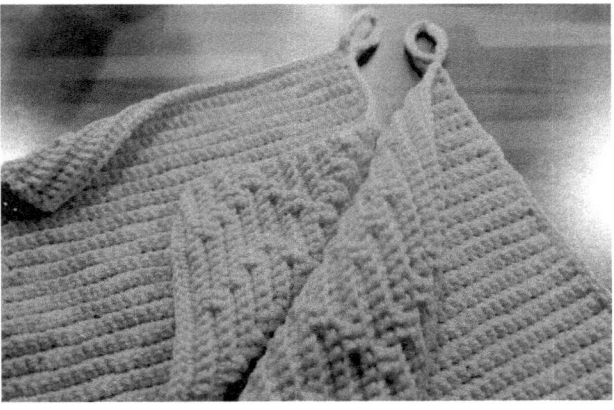

1. Dieser Gegenstand besteht aus einem gleichmäßig durchlöcherten Material.

2. Man kann ihn nicht nur in der Küche verwenden, sondern auch im Sandkasten.

3. Je nach Bedarf nutzt man ein engmaschiges oder grobmaschiges Modell.

4. Er kann über einer Schüssel oder einem Topf eingehängt werden.

5. Man kann ihn bei der Zubereitung von Suppen, Soßen und Tee verwenden.

6. Man braucht ihn, wenn man einen Kuchen mit Puderzucker bestäubt.

7. Wenn jemand sehr vergesslich ist, sagt man auch: „Er hat ein Gedächtnis wie ein…."

Antwort: Sieb

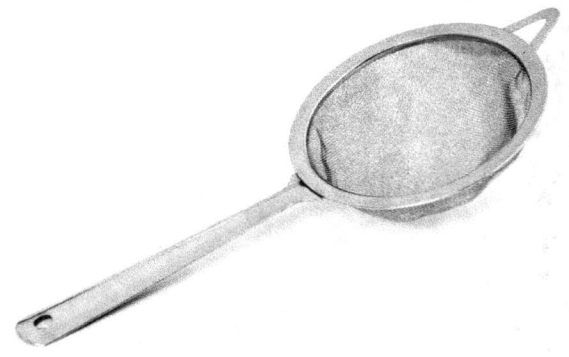

1. Dieser gesuchte Gegenstand nimmt in der Küche nicht viel Platz ein.

2. Je nach Modell hat er eine Form wie eine Frucht, ein Tier oder eine Comicfigur.

3. Es gibt elektrische und mechanische Modelle.

4. Obwohl sich der Name nur auf Eier bezieht, können auch andere Gerichte mithilfe dieses Gegenstandes zubereitet werden.

5. Er kann auch als Kurzzeitmesser oder Kurzzeitwecker bezeichnet werden.

6. Typisch ist ein akustisches Signal, das nach einer zuvor eingestellten Zeit ertönt.

Antwort: Eieruhr

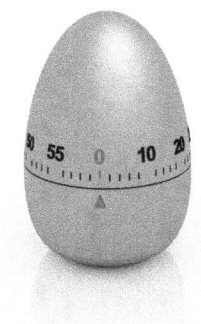

1. Dieser Gegenstand gehört zu den ältesten der Menschheit.

2. Früher bestand er aus Ton oder Keramik, heute meistens aus Metall.

3. Vor der Erfindung von Spülmitteln reinigte man ihn mit Sand oder Salz.

4. Ohne ihn ist die Zubereitung von den meisten Speisen nicht möglich.

5. Um das Anbrennen von Speisen zu verhindern, ist er häufig mit einer Oberflächenbeschichtung versehen.

6. Je nach Modell hat er einen Stiel, zwei Griffe oder Henkel.

7. Für jedes Modell gibt es einen passenden Deckel.

Antwort: Kochtopf

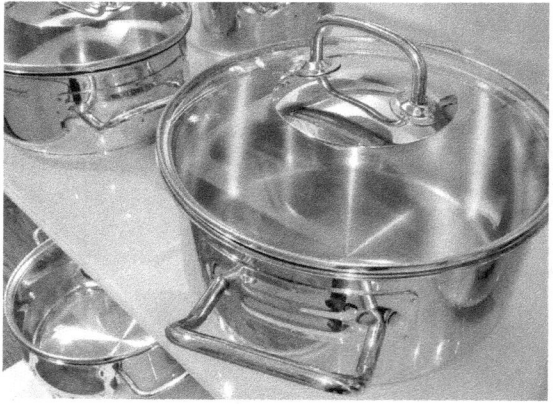

1. Dieser Gegenstand wurde vor über 120 Jahren erfunden.

2. Er hat schon so manchen geselligen Abend gerettet.

3. Für jede Flasche gibt es ein passendes Exemplar.

4. Er gilt als Nachfolger des sogenannten Flaschenbügels.

5. Er wird auch als Kapselheber bezeichnet.

6. Manch einer verwendet stattdessen ein Feuerzeug.

7. Je nach Modell bewältigt er Kronkorken oder Korken.

Antwort: Flaschenöffner

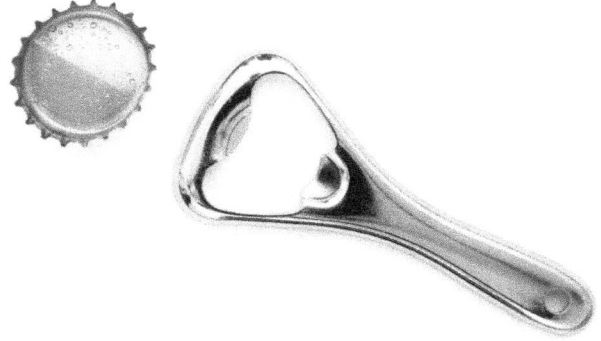

1. Für diesen Gegenstand benötigt man eine Steckdose.

2. Kleine Kinder sollte man nicht mit ihm hantieren lassen, weil sie sich die Finger verbrennen können.

3. Für viele Menschen ist ein Frühstück ohne ihn kaum vorstellbar.

4. Je nach Modell hat er einen oder zwei Schlitze.

5. Mit einem Schalter lassen sich verschiedene Bräunungsstufen einstellen.

6. Man verwendet ihn hauptsächlich zum Rösten von Brot.

Antwort: Toaster

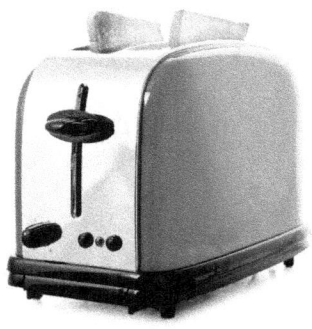

1. Gesucht wird ein Gegenstand, der klein, groß, rund, breit oder flach sein kann.

2. Nach dem Einsatz sollte er möglichst sofort gereinigt werden.

3. Manchmal ist er eine haarige Angelegenheit.

4. Die Qualität unterscheidet sich durch die verschiedenen Borstentypen.

5. Er ist nicht nur von Köchen verwendbar, sondern auch von Heimwerkern und Kosmetikerinnen.

6. In der Küche benutzt man ihn hauptsächlich zum Einfetten von Kuchen- und Auflaufformen.

7. Wenn man auf das „P" im Wort verzichtet, hat man eine Insel.

Antwort: Pinsel

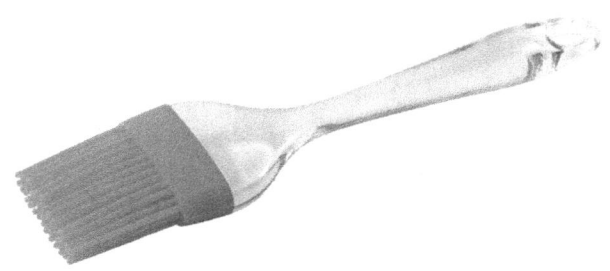

1. Eine Küche ohne diesen Gegenstand kann man sich kaum vorstellen.

2. Kinder sollten ihn nicht unbeaufsichtigt benutzen.

3. Für den Einsatz wird Strom benötigt.

4. Die Benutzung erfolgt über runde Platten.

5. Mit Schaltern kann die gewünschte Temperatur eingestellt werden.

6. Vor der Erfindung dieses Gegenstandes wurden stattdessen Feuer- bzw. Kochstellen im Haus oder Zelt genutzt.

7. Man braucht ihn zum Kochen, Braten oder Backen.

Antwort: Herd

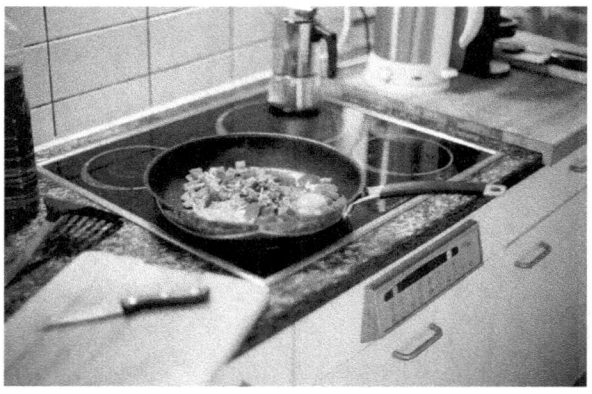

1. Gesucht wird ein sehr beliebter Küchenhelfer, der schon in Oma`s Küche zu finden war.

2. Je nach Modell hat er ein oder zwei Löcher.

3. Früher bestand er aus Holz, heute ist er häufig aus Kunststoff.

4. Typischerweise hat er einen langen Stiel.

5. Geht es nach einer alten Redewendung, dann wird dieser Gegenstand geschwungen.

6. Am Ende befindet sich häufig eine spitze Ecke, um in untere Kanten von Töpfen zu gelangen.

7. Mit seiner Hilfe verhindert man das Anbrennen oder Verklumpen beim Kochen.

8. Er wird hauptsächlich zum Umrühren von Speisen verwendet.

Antwort: Kochlöffel

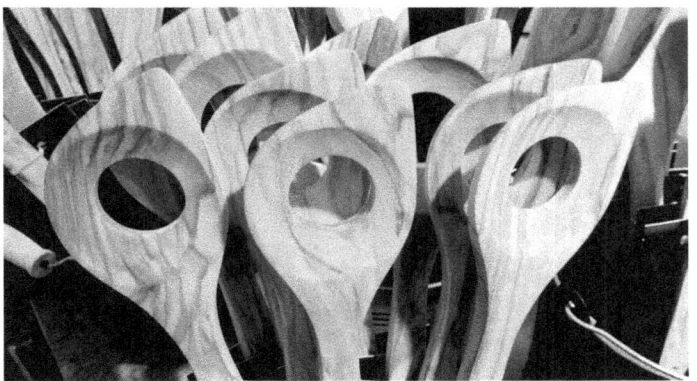

1. Gesucht wird ein Gegenstand, der in der Antike mehr wert war als Gold.

2. Heute ist er in jeder Küche anzutreffen.

3. Wenn man unvorsichtig ist, kann man damit eine Mahlzeit ruinieren.

4. Es gibt ihn in frischer und getrockneter Form.

5. In der Küche befindet er sich im Vorratsschrank oder Regal.

6. Der gesuchte Begriff bezeichnet eine geschmacksgebende Zutat.

7. Am bekanntesten sind Curry, Paprika und Pfeffer.

Antwort: Gewürz

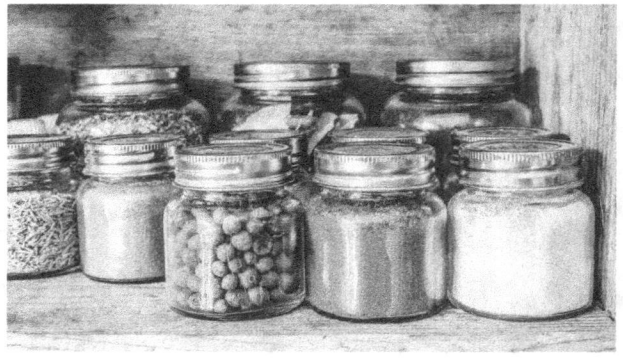

1. Gesucht wird ein Gegenstand, der an beiden Enden spitz ist.

2. Wenn man ihn braucht, ist er meistens nicht da.

3. Ursprünglich verwendete man stattdessen Schnurrbarthaare von Walrossen, Grashalme oder Hühnerfedern.

4. In der Küche wird er bei der Zubereitung von Rouladen verwendet.

5. Hauptsächlich wird er zur Mundhygiene genutzt.

6. Früher verwendete man ihn bei Tisch hinter vorgehaltener hohler Hand.

7. Er gilt als das älteste Instrument zur Zahnreinigung, das nach dem Essen eingesetzt wird.

Antwort: Zahnstocher

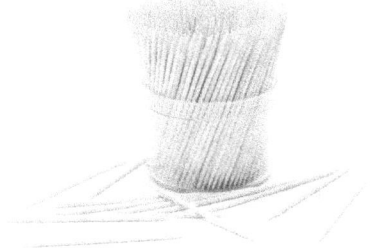

1. Bei diesem Gegenstand geht es um Genauigkeit.

2. Die maximale Tragkraft liegt bei den meisten Geräten bei 5 Kilogramm.

3. Bei manuellen Modellen muss die Skala mit einem Justierrad auf null gestellt werden.

4. Hauptsächlich wird er bei der Zubereitung von Kuchenteig benötigt.

5. Man braucht ihn, wenn es um die richtige Zusammensetzung und Menge von Zutaten geht.

6. Für zuverlässige Ergebnisse erfolgt der Einsatz in waagerechtem Stand.

7. Mit diesem Gegenstand ist grammgenaues Wiegen möglich.

Antwort: Küchenwaage

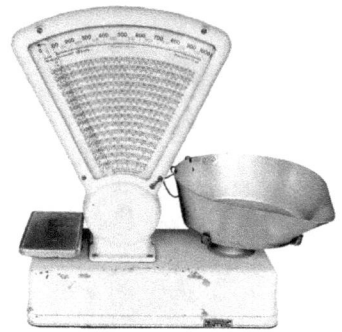

1. Dieser gesuchte Gegenstand besticht durch eine ganz eigene Form.

2. Charakteristisches Merkmal ist der lange Griff.

3. Er besteht aus einem Löffel und einer speziellen Gabel.

4. Er ist in jeder Besteckschublade zu finden.

5. Obwohl es sich um ein Besteck handelt, wird das Essen nicht direkt mit ihm verzehrt.

6. Man benutzt ihn in Verbindung mit großen Schüsseln.

7. Er wird zum Zubereiten und Servieren von Salat verwendet.

Antwort: Salatbesteck

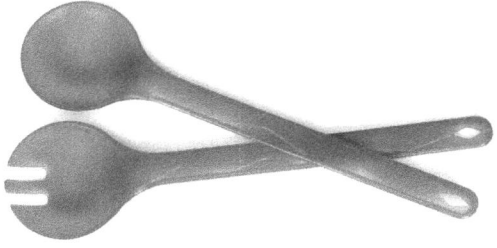

Wichtige Hinweise

Alle Angaben in diesem Buch wurden sorgfältig und nach bestem Wissen erstellt und erfolgen ohne Verpflichtung oder Garantie der Autorin und des Verlages. Sie übernehmen keine Verantwortung und Haftung für das Gelingen, sowie für Personen-, Sach- und Vermögensschäden.

1. Auflage 2018
Herausgeber und Copyright©:
SuperSenior® Marketing Ltd.
Quastenhornweg 2a
14089 Berlin

www.ingramcontent.com/pod-product-compliance
Lightning Source LLC
Chambersburg PA
CBHW071240220526
45468CB00002B/945